CONTRIBUTION A L'ÉTUDE

DE

L'ANÉMIE PALUSTRE

EN ITALIE

DES MOYENS HYGIÉNIQUES ET THÉRAPEUTIQUES
A EMPLOYER POUR COMBATTRE LES ANÉMIES
DES PAYS CHAUDS
PRINCIPALEMENT EN ITALIE

PAR

Raoul BRAVAIS

Chimiste,
Membre de la Société française d'Hygiène (Section de Chimie), etc.,
Lauréat de l'École de Médecine et de Pharmacie,
Lauréat de l'École supérieure des Sciences et Lettres,
Membre de la Société des Amis des sciences naturelles de Rouen, etc.

PARIS
V. ADRIEN DELAHAYE ET Cie LIBRAIRES-ÉDITEURS
PLACE DE L'ÉCOLE-DE-MÉDECINE

1878

CONTRIBUTION A L'ÉTUDE

DE

L'ANÉMIE PALUSTRE

EN ITALIE

DES MOYENS HYGIÉNIQUES ET THÉRAPEUTIQUES
A EMPLOYER POUR COMBATTRE LES ANÉMIES
DES PAYS CHAUDS
PRINCIPALEMENT EN ITALIE

PAR

Raoul BRAVAIS

Chimiste,
Membre de la Société française d'Hygiène (Section de Chimie), etc.,
Lauréat de l'École de Médecine et de Pharmacie,
Lauréat de l'École supérieure des Sciences et Lettres,
Membre de la Société des Amis des sciences naturelles de Rouen, etc.

PARIS
V. ADRIEN DELAHAYE ET Cie LIBRAIRES-EDITEURS
PLACE DE L'ÉCOLE-DE-MÉDECINE

1878

A. M. LE COMMANDEUR GUIDO BACCELLI,

DÉPUTÉ AU PARLEMENT A ROME.

Très-honoré Professeur,

La lecture de votre très-intéressante monographie sur le CLIMAT DE ROME, qui figure parmi les documents officiels envoyés à l'Exposition universelle de Paris, par le Ministre de l'intérieur, m'a inspiré la pensée de venir vous présenter quelques notes de voyage, recueillies avec un certain soin pendant mes fréquentes excursions dans votre chère péninsule.

En vous dédiant ce travail, je crois accomplir un devoir de reconnaissance, et envers le savant clinicien de Santo Spirito, l'une des célébrités de la médecine italienne, et envers le pays où j'ai rencontré, partout et toujours, la plus bienveillante hospitalité.

Puisse cette étude apporter un nouveau jalon à la solution de l'important problème « la comparaison raisonnée des diverses manifestations morbides de la fièvre intermittente et de l'anémie palustre qui en résulte, dans ces deux grandes contrées, la France et l'Italie. »

Puisse-t-elle aussi convaincre les modestes praticiens des campagnes, que les mêmes causes engendrent des deux côtés des Alpes les mêmes effets, et qu'il est par conséquent utile, indispensable, d'appeler à notre aide la série des agents hygiéniques et thérapeutiques, seuls susceptibles de les combattre.

R B.

CONTRIBUTION A L'ÉTUDE

DE

L'ANÉMIE PALUSTRE

EN ITALIE

DES MOYENS HYGIÉNIQUES ET THÉRAPEUTIQUES
A EMPLOYER POUR COMBATTRE LES ANÉMIES DES PAYS CHAUDS
PRINCIPALEMENT EN ITALIE

CHAPITRE I

1. DÉFINITIONS. § 2. CONSIDÉRATIONS GÉNÉRALES

§ 1. Pour bien circonscrire le cadre de mon sujet, je crois devoir définir et préciser, tout d'abord, la signification des mots qui représentent, dans leurs variétés ou espèces multiples (anémie, chlorose, chloro-anémie, anémie des mineurs, anémie professionnelle (mercure plomb), anémie par convalescence, anémie palustre, malaria urbana, etc.), l'état morbide essentiel que l'on désigne sous le nom générique d'anémie. (de *a* privatif et *αἷμα* sang).

L'ANÉMIE, dit Littré, est l'état opposé à la pléthore. Il est caractérisé, non pas par une diminution absolue de la masse du sang, mais par un abaissement des globules de ce liquide, à un nombre proportionnel plus ou moins inférieur à leur nombre normal.

Andral et Gavarret nous avaient appris que la moyenne normale des globules est de 127 sur 1,000. L'abaissement de ce nombre à 113 et même au-dessous, n'est pas incompatible avec l'état de santé, quoiqu'il se lie souvent à des troubles morbides et particulièrement aux commencements de la chlorose.

Les recherches récentes de M. Hayem(1), lui ont démontré qu'à l'état normal le nombre des globules du sang capillaire du doigt est en moyenne de 5,500,000 par millimètre cube. Chez les chlorotiques profondément anémiées le nombre des globules est sensiblement au-dessous de la moyenne physiologique (2,500,000).

Lorsque l'anémie devient extrême, le sang renferme des globules rouges plus grands que ceux du sang normal, la proportion de ces éléments hypertrophiques augmente.

Rappelons de suite que les symptômes essentiels de l'anémie sont représentés par la décoloration et l'affaiblissement.

Quand elle est portée à un haut degré, il y a pâleur extrême de la peau, et des surfaces muqueuses visibles et toutes les fonctions sont plus ou moins troublées.

Par CHLOROSE (de χλωρις vert ou tirant sur le vert), les auteurs désignent la maladie qui affecte spécialement les jeunes filles non réglées ; son tableau phénoménologique se résume ainsi : pâleur excessive ; teinte jaunâtre ou verdâtre de la peau; flaccidité des chairs ; blancheur de la con-

(1) Dans chaque examen de sang, l'auteur tient compte :
1° Du nombre des globules par millimètre cube;
2° Du pouvoir colorant du sang, c'est-à-dire de la richesse de ce liquide en hémoglobuline ;
3° De la valeur moyenne des globules en matière colorante.

jonctive; anorexie; dyspepsie; pica ou malacia; nausées; petitesse et fréquence du pouls; palpitations; gêne de la respiration; lassitudes spontanées; tristesse.

Le stéthoscope appliqué au-dessus de la partie interne des clavicules, dans le point correspondant à la carotide, fait entendre tantôt un bruit de soufflet très-fort, tantôt un roucoulement, ou une vibration musicale, tantôt un bruit particulier semblable à celui d'un jouet d'enfant connu vulgairement sous le nom de bruit du diable.

Dans la chlorose il y a diminution de la quantité des globules du sang par rapport à la quantité du liquide au milieu duquel ils nagent(1). Comme le même fait s'observe dans l'anémie, quelques auteurs ont confondu les deux affections en s'appuyant en outre sur quelques autres caractères communs. Il est résulté de là un certain vague dans l'étude de ces manifestations, et c'est pour donner une explication plus naturelle de ces états particuliers que l'on a introduit dans le cadre nosologique la dénomination de CHLORO-ANÉMIE.

L'ANÉMIE ou maladie des MINEURS, définie par son nom même, a régné épidémiquement parmi les ouvriers des mines de Schemnitz en Hongrie (1777-1785-1792); en France parmi les ouvriers d'Anzin, de Fresnes, du Vieux-Condé près de Valenciennes (1803).

L'ANÉMIE dite PROFESSIONNELLE, comprend les manifestations particulières dues à l'intoxication de l'organisme par les émanations de mercure de plomb, d'arsénic de sulfure de carbone etc., alors que ces substances sont employées pour les besoins variées de l'industrie(1).

(1) Mais pour un même poids, ces globules contiennent autant de fer qu'à l'état normal.

(2) Les accidents occasionnés par l'emploi thérapeutique de ces agents ne peuvent être mis en doute, mais ils rentrent dans les conditions ordinaires du traitement des maladies spéciales pour lesquelles le médicament est mis en œuvre.

L'ANÉMIE, suite naturelle de la CONVALESCENCE d'une maladie grave, me paraît rentrer dans le cadre général. Effectivement, que l'on considère la convalescence comme une période de transition entre la maladie qui n'existe plus et le retour parfait de la santé et des forces, ou qu'on ne voie en elle que l'état de langueur qui subsiste dans les diverses fonctions après une atteinte morbide de quelque gravité, il n'en est pas moins certain que dans les deux hypothèses on voit survenir un état de débilité vers lequel tendent à converger des affections sérieuses.

Dans ces conditions la convalescence a, pour ainsi dire, une existence propre ; ce n'est pas la période de déclin de la maladie ; ce n'est pas non plus l'amendement de symptômes qui se lie à la transformation de la maladie et à son passage de la forme aiguë à la forme chronique.

L'ANÉMIE PALUSTRE, et l'ANÉMIE URBAINE constituent des formes morbides nettement caractérisées par le séjour plus ou moins prolongé dans les contrées dites marécageuses et paludéennes ou dans les grands centres de population.

Au cours d'un mémoire présenté à l'Institut de Padoue, par M. Ferdinand Coletti, sur « LA SCROFULE ET LES CITÉS MARITIMES », le savant et sympathique professeur établit de main de maître, le parallèle entre ces deux formes de malaria qui, quoique distinctes par leur origine, conduisent fatalement aux mêmes désastres, et réclament de toute nécessité les mêmes mesures préventives, prophylactiques et curatives.

L'amoncellement des êtres vivants (hommes ou animaux) dans l'enceinte étroite et renfermée des villes, engendre cette *malaria urbana*, moins meurtrière d'abord que la *malaria palustre*, mais qui s'infiltre plus intimement dans les fibres de la population et lentement la mine et la détériore, car ce que l'on appelle la *malaria urbana* ne doit pas être considéré comme un synonyme d'atmosphère viciée, mais bien comme une formule comprenant toutes les conditions anti-hygiéniques d'une ville.

Si l'on considère avec le professeur Coletti les diverses phases par lesquelles a passé successivement à travers les siècles, l'espèce humaine, on voit que les hommes ont d'abord été chasseurs, puis pasteurs, puis agriculteurs, puis enfin industriels ; nous sommes arrivés à cette dernière phase la plus féconde de toutes en maladies.

Refaire des populations urbaines saines et bien portantes. c'est là une œuvre longue et difficile, mais c'est vers ce noble but que doivent tendre les efforts combinés de la science et des gouvernements.

§ II. Dans un article remarquable, publié vers 1875 dans le *Journal d'hygiène*, et auquel je suis heureux de faire de larges emprunts, M. le Dr Lubanski (de Nice), s'efforce de déterminer les conditions étiologiques, économiques et sociales de cette protéiforme affection.

Il ne craint pas d'être contredit en affirmant que notre époque, au point de vue du plus grand nombre, peut-être appelée l'époque de l'anémie et du lymphatisme.

Jadis ces affections étaient plus particulièrement observées dans les grands centres de population, mais aujourd'hui les organismes affaiblis et détériorés se retrouvent partout en grande majorité.

Les habitants de nos campagnes, autréfois si robustes, déclinent à vue d'œil, et les conseils de révision constatent chaque année une diminution notable dans la moyenne de la taille, et une augmentation non moins notable dans le nombre des exemptions pour faiblesse de constitution.

Messieurs les professeurs Giovanni Brugnoli et Paulo Predieri, dans un Rapport officiel au Ministre de la guerre du Royaume d'Italie, sur les conditions de recrutement de la province de Bologne, ont constaté des faits analogues en mettant en relief l'influence nocive, sur les cas d'exemption par maladie et par défaut de taille, de la pellagre et de l'impaludisme.

En outre des conditions d'hérédité et de débilité congéniale, l'anémie est attribuée aux hémorrhagies morbides ou accidentelles, au défaut du régime alimentaire, aux travaux excessifs, aux influences morales, aux excès de tout genre.

En principe, ajoute M. Lubanski, personne ne saurait contester l'action affaiblissante de toutes ces modalités de l'organisme, d'autant plus funestes qu'elles frappent l'individu à l'âge où son développement physique n'est pas encore achevé.

Mais qui de nous ne s'est trouvé en présence de personnes anémiées qui n'ont jamais subi aucune de ces influences morbigènes.

Comment d'ailleurs expliquer, d'une manière logique, la portée plus généralisée de ces causes déprimantes, alors qu'elles se manifestent sur une société qui jouit en définitive d'un bien-être plus généralement répandu.

Comment s'expliquer, d'autre part, qu'elles atteignent un si grand nombre d'individus, de tout âge, de tout sexe, de toute position sociale.

Il faut donc rechercher tous les facteurs qui concourent à l'appauvrissement de l'organisme.

Il faut rechercher la cause générale qui nous frappe à notre insu et qui ne se manifeste à nos yeux que par ses effets immédiats.

En mettant en regard, d'une part, la puissance de déploiement de force musculaire et de résistance aux privations, à la fatigue de nos ancêtres ; de l'autre l'énergie et les aptitudes des hommes d'aujourd'hui, l'on ne peut se défendre d'une fâcheuse appréhension qui dénote une infériorité des plus incontestables.

« Comparez en effet les lourdes épées, les casques massifs, les armures que portaient nos chevaliers du moyen-âge avec les havre-sacs de nos fantassins, dont on songe encore à diminuer le poids, parce qu'ils sont trop pesants. Comparez aussi la fécondité de nos aïeules à celles des femmes de nos classes aisées. » (Dr Lubanski.)

La belle page suivante de Michelet donne un tableau vivant et coloré des vraies conditions sociales de notre vie moderne.

« La vie d'enfer que nous menons, cette vie de travail terrible et d'excès plus meurtriers, c'est sur les enfants qu'elle retombe.

« On ne peut se dissimuler la profonde altération dont sont visiblement atteintes nos races de l'Occident, les causes en sont nommbreuses, la plus frappante, c'est l'immensité, la rapidité croissante de notre travail.... nos œuvres sont prodigieuses et nos enfants misérables.

Ayez pitié de vous-mêmes pauvres hommes d'Occident, aidez-vous sérieusement, avisez au salut commun. La Terre nous supplie de vivre; elle vous offre ce qu'elle a de meilleur pour vous relever; elle se perdrait en vous perdant. Car vous êtes son génie, son âme inventive. De votre vie elle vit, et vous morts elle mourrait. »

Voilà parfaitement résumées les conditions nouvelles de notre existence sociale, et voilà les limites du champ d'études qui se présente ainsi à nos persévérantes investigations.

CHAPITRE II

LES THÉORIES DE LA FIÈVRE INTERMITTENTE

§ I. *Le miasme* ; § II. *L'effluve marécageuse et tellurique* ; § III. *Les conditions atmosphériques.*

Pour procéder avec ordre, il importe de consacrer un chapitre spécial à l'étiologie de la fièvre intermittente. Nous ne connaîtrons parfaitement les modalités organiques et pathologiques engendrées par le fait même de l'anémie que lorsque nous aurons déterminé avec le plus de précision possible, la raison d'être, l'état civil, pour ainsi dire, de l'un des plus puissants facteurs, sinon le plus efficace de l'affection elle-même.

Ceci m'amène à passer en revue les diverses théories qu ont cours dans la science sur la production de la fièvre dite intermittente, palustre ou paludéenne. En médecine surtout, il faut étudier les faits tout à la fois et dans leur ensemble, et dans leurs relations réciproques. Il n'y a de théories diverses que parce que l'on a successivement donné trop d'importance à l'un des facteurs ou éléments producteurs.

Le majorité des médecins pense que la fièvre intermittente se développe sous l'influence unique des principes morbifiques contenus dans les effluves marécageuses. Pour eux les miasmes palustres sont produits par l'action combinée de la chaleur et de l'humidité sur les matières végéto-animales fermentescibles.

Dans cet ordre d'idée, une contrée produit les fièvres endémo-épidémiques.

En premier lieu, lorsque les substances végéto-animales fermentescibles se trouvent abondamment répandues sur son territoire. En second lieu lorsque le climat possède, avec des variations atmosphériques, des conditions de chaleur et d'humidité favorables à la putréfaction miasmatique.

Ne voulant pas faire, en ce moment, de luxe d'érudition, je prendrai principalement dans les publications récentes les principales données de mon exposition.

Voici, d'après le Dr Rousselin, le mode de formation du miasme, tel qu'il l'a observé sur le littoral oriental de la Corse, où l'action de la fièvre intermittente sévit toute l'année, sous l'influence de la chaleur et des mouvements de terrain occasionnés par le défrichement d'un sol vierge et riche en principes fertilisants.

« En été, écrit-il, sous l'influence de la chaleur solaire, du sirocco et du desséchement des cours d'eau qui alimentent les étangs, le niveau de ceux-ci recommence à s'abaisser, une partie de leur lit se découvre, et par suite de ce desséchement partiel, et de la diminution de pression sur leur fond vaseux, une quantité considérable de gaz des marais mélangé de vapeurs d'eau, s'élève dans l'air qui ne tarde pas à se trouver saturé de miasmes organiques.

« D'autres causes d'insalubrité non moins puissantes, se trouvent dans l'existence même de vastes marais recouverts de makis.

Enfin, à ces nombreuses causes d'insalubrité, toutes de nature paludéenne, s'ajoute celle qui provient de la puissance végétative d'un sol trop riche en matières organiques, insuffisamment épuisé par la culture, et mis en constante fermentation par l'action de la chaleur atmosphérique.

« Cette cause (*tellurique*) suffit, par le fait seul du défrichement, pour produire le miasme fébrigène le plus énergique; mais elle tend à s'affaiblir au fur et à mesure de l'épuisement du sol par la culture. »

A diverses périodes de l'histoire, Moscati, Brocchi, Renzi ont fait des tentatives pour déceler la nature intime du principe méphitique, pour rendre coercible l'élément véritable qui forme l'essence de l'air palustre.

Si ces tentatives ont abouti à des résultats négatifs elles n'ont pas ralenti, fort heureusement, le zèle d'investigation d'autres travailleurs.

Les recherches entreprises depuis plusieurs années (1870 à 1875) par le professeur Antonio Selmi, de Mantoue sur les miasmes palustres, les rizières et la macération du lin, ont jeté une certaine lumière sur la question.

Indépendamment des observations microscopiques réclamées avec raison par M. Pasteur pour appuyer sa théorie des ferments (1), M. Salmi s'est livré à l'examen analytique des substances qui se forment, alors que les organisations microscopiques acquièrent leur développement normal.

Il a étudié de même les rapports de ressemblance que ces productions présentent avec les productions pathologiques que l'on retrouve chez les personnes atteintes d'affections miasmatiques et contagieuses.

Voici du reste quelques conclusions auxquelles il est arrivé dans ses recherches sur l'atmosphère des environs Mantoue.

« 1° Dans la rosée qui se condense pendant la nuit sur les ballons en expérience (appareil de Moscati perfectionné), il existe une substance organisée, mêlée à une eutre substance organique, l'une et l'autre aptes à susciter

(1) Pour le savant chimiste, un grand nombre d'affections morbides dont on ne connaît pas le principe figuré, et qu'on ne sait traiter que d'une manière empirique, seront complètement maîtrisées lorsque le microscope aura montré l'espèce particulière de ferment qui la cause.

dans les matières glycosiques, la fermentation lactique ; celle-ci provoque la formation des micodermes, et en active la multiplication.

« 2° Ces substances possèdent la propriété d'altérer la quinine et d'enlever les phénomènes de fluorescence de la quinoïdine animale (découverte dans les divers tissus par Bence-Jones). »

Le Dr Maurin, dans une thèse récente soutenue devant la Faculté de médecine de Paris, considère le miasme paludéen comme un corps pondérable, susceptible d'être transporté par les vents, ainsi que le démontrent ces faits nombreux de dissémination et d'extension des fièvres dans les parties voisines des pays d'étangs sous l'influence de la direction des vents locaux et généraux de la Dombe.

Le miasme paludéen peut être constitué par un corps organisé probablement végétal.

Les descriptions des palmelles données par Salisbury, des mycrophiles observés par Balestra, sont trop peu explicites pour permettre une détermination exacte ou une identification certaine.

Après avoir rejeté avec Leidy et Wood l'opinion de ceux qui voient dans les palmelles le miasme paludéen lui-même, M. Maurin, en s'appuyant sur les recherches expérimentales de Shurtz et de Hamon, soutient qu'on doit rechercher le miasme plutôt dans les algues du groupe des oscillariées entendues dans leur sens le plus large.

Il y a une trentaine d'années, le professeur Paolo Savi de Pise, faisait jouer un rôle prépondérant dans la production du miasme à la *chara vulgaris*, plante qui pullule à foison dans les localités marécageuses.

L'un des médecins français, qui ont étudié avec le plus de suite et de persévérance le problème sous toutes ses diverses faces, M. Burdel (de Vierzon) n'admet pas le transport par les vents mentionné par M. Maurin.

Pour M. Burdel, l'action délétère palustre de l'atmosphère ne saurait s'exercer en dehors du sol lui-même, car l'*émanation humique* ne peut s'étendre en dehors de certaines limites qui sont précisées par la nature même des terrains où se développe cette action tellurique.

Il est vrai que le savant praticien de la Sologne se trouve du nombre de ceux qui, n'ayant jamais pu constater *de visu* le miasme palustre spécifique, n'admettent pas la puissance morbigène des sporules, palmelles, etc.

Il croit plus volontiers à l'action spéciale (tellurique et atmosphérique) qu'à tous les atomes microscopiques qu'on s'est plu à chercher dans l'atmosphère ambiante.

Dans les pays, même non palustres, à la suite de travaux ayant nécessité de grands mouvements de terrains fouillés et mis à nu (que ces terrains soient classés dans les tertiaires, les secondaires ou les primitifs, qu'ils soient sur des plateaux, sur des montagnes ou dans des vallées), l'agent fébrifère se développe avec autant de force que dans les contrées réputées les plus manifestement paludiques.

Témoin ce qui s'est produit à Paris au moment des grands travaux d'agrandissement, d'assainissement, d'ouverture de boulevards, de squares, etc., ayant nécessité des fouilles, déblais et remblais.

Pendant quelques années, un nombre considérable de fièvres telluriques à tous les degrés se sont montrées dans les rangs de la population, sans distinction de condition sociale.

La fièvre tellurique, ajoute le Dr Burdel, se montre parfois intense dans certaines années, alors qu'à une chaleur très-forte succèdent des pluies d'orages, après lesquelles reviennent encore des chaleurs qui, en réchauffant le sol humide, développent la fermentation tellurique.

M. le professeur Baccelli constate dans sa monographie

de Rome l'existence de localités sur lesquelles, par suite de leur nature géologique, il est impossible de prévenir l'expansion du miasme et d'en arrêter la propagation.

La maladie se développe toujours sur place *in loco* et son caractère est essentiellement *autochdone*.

Le long des rives du Tibre s'échelonnent de vastes excavations (*conches*) sablonneuses, où l'eau s'infiltre, séjourne, se décompose et engendre de toutes pièces le miasme destructeur.

Les blanchisseuses, qui s'aventurent vers ces vastes flaques d'eau dormantes sont saisies en rentrant au logis par le frisson de la fièvre.

L'éminent clinicien, pour combattre le mal, propose au Gouvernement de revenir aux temps antiques, à la plantation d'arbres de haute futaie, forêts sacrées, qui entoureraient les nouveaux marais pestilentiels et indiqueraient au passant la nécessité impérieuse de s'éloigner au plus vite.

M. Baccelli a fait aussi depuis longtemps une observation qui concorde avec l'assertion ci-dessus relatée du Dr Burdel.

Pendant les étés très-secs, les salles de l'hôpital de San-Spirito de Rome sont parfois à peu près vides, mais s'il survient à ce moment un grand ouragan ou des pluies torrentielles, l'on est sûr de voir quelques jours après 2 ou 300 malades se présenter au bureau d'admission pour être hospitalisés.

Ces malades arrivent en masse des campagnes environnantes. Par l'action de la sécheresse, les terrains n'émettaient aucune exhalaison nuisible, mais dès qu'ils ont été détrempés par la pluie, la fermentation humide s'est engendrée dans les couches superficielles, et le miasme produit s'est dispersé à la surface, pour imprégner de funestes effluves l'atmosphère ambiante.

2

Le Dr Berenguier de Rebastens explique sa théorie de l'effluve fébrifère (fermentation organique des matières répandues dans le sol) en disant que le miasme n'est qu'une *émanation tellurique*, émanation dont on peut déterminer la nature, parce qu'elle échappe aux recherches des chimistes, et qu'elle ne se révèle à l'homme que comme l'arome des fleurs arome ou émanation qui, bien qu'insaisissable à tous les moyens d'analyse, produit néanmoins des effets extraordinaires sur le système nerveux.

Le Dr Bérenguier divise les émanations fébrifères en *telluriques*, lorsqu'elles prennent naissance dans le pays à sol argileux, et en *émanations marécageuses*, lorsqu'elles proviennent des marais.

Pour lui, ce sont bien deux miasmes identiques et de la même nature, à cette différence près que celui des marais est plus subtil, plus vénéneux.

*

§ III. — Lancisi, Torti, Pringle, Bailly, Lind, Santarelli ne se trouvant pas autorisés à admettre d'une manière absolue l'existence du miasme ou de l'effluve, n'ont pas craint de faire jouer un rôle important dans les productions des fièvres aux alternatives de température et d'hygrométrie.

Dans des rapports officiels au Ministre d'Etat sur les climats d'Alger et de la Corse, M. le docteur de Pietra Santa s'est rallié à cette opinion, qu'il a défendue avec une certaine conviction, en faisant ressortir ce fait capital que même en admettant l'existence du miasme, il faut reconnaitre qu'il n'entre en action qu'en présence de conditions particulières :

(Variations brusques de la température, défaut d'équilibre qui s'établit dans l'atmosphère au coucher du soleil ou au lever de l'aurore, chaleur du jour, humidité de l'air due à la vapeur d'eau).

M. de Pietra Santa s'efforce de démontrer d'une part : l'existence d'accès de fièvre intermittente sans que l'on puisse trouver dans la position topographique de la localité les éléments constitutifs du miasme.

D'autre part :

L'émanation paludéenne visible, et la possibilité de respirer impunément dans la journée l'air chargé de ces effluves.

Si dans le premier cas, ajoute l'auteur, l'on ne peut invoquer que le déséquilibre de la température ; si dans le second l'on reconnaît que l'abaissement de la température est une condition essentielle pour la manifestation des effets pernicieux du miasme, il faudra nécessairement admettre que ces variations et ces déséquilibres jouent le rôle principal dans la production des fièvres intermittentes.

Parmi les exemples rapportés par M. de Pietra Santa nous relèverons ceux relatifs aux Cascine de Florence, aux collines de la Bouzaréah ; à certaines vallées de la Corse.

Rien de plus agréable dans la belle saison que la promenade des Cascines, à Florence, sous ces allées d'arbres séculaires ; à gauche l'Arno qui roule des eaux paisibles ; à droite des prairies artificielles toujours vertes, sur les collines environnantes, une multitude de villas, d'habitations, encadrées dans des oliviers, des vignobles des fleurs aux mille variétés, aux éclatantes couleurs.

En y séjournant de 7 à 8 heures du soir au coucher du soleil on est souvent pris, le lendemain, d'un accès de fièvre intermittente.

De 10 heures du soir à 4 heures du matin l'on peut impunément se promener dans les bois et le long de la rivière, mais de 4 à 5 heures (au lever de l'aurore) nouveau danger de contracter la fièvre.

Inutile d'ajouter qu'il n'existe dans la situation topographique des Cascines aucun des éléments aptes à favoriser la production du miasme. Pas de mélange d'eaux douces et d'eaux salées, pas de terres inondées, pas de marais, pas de détritus de matières végétales ou animales, pas de vase sur les bords sablonneux de l'Arno.

A la porte d'Alger s'élèvent les charmantes et délicieuses collines de la Bouzaréah.

Pendant que de temps immémorial, les maures viennent y séjourner pour se guérir des fièvres qu'ils ont rapportées des plaines de la Mitidja, des jardiniers espagnols y ont contracté des fièvres intermittentes simples et pernicieuses.

Les premiers (les Maures) sont restés fidèles à leur manière de vivre frugale, et modérée, à leurs vêtements de laine, au travail dans le milieu du jour.

Les seconds (les Espagnols) après s'être exposés dans les vallées, à une chaleur excessive, rentrent le soir au haut de la colline, le corps en sueur, la veste sur l'épaule, buvant et mangeant à volonté, bravant le soleil comme le vent, la rosée de l'aurore comme l'humidité du crépuscule.

Barral dans un ouvrage publié sur la Corse, en 1783, écrit :

« La cause de l'insalubrité des plaines, provient des marécages, des terres incultes, des herbes marines entassées sur les rivages, ou elles tombent en putréfaction, et des *variétés de la température: (passages subits du froid au chaud)*.

« Il y a des petites plaines le long du Golo, l'un des grands fleuves de l'île assez bien cultivées, sans marécages et entourées de montagnes qui ne sont point habitables pendant les mois de juin, juillet, août, septembre et une partie d'octobre quand il ne pleut pas.

« La cause de cette insalubrité provient de l'intermittence du froid et du chaud, dans le courant de la journée. La chaleur va jusqu'à 27 et 28 degrés (Réaumur) et pendant cette période, il n'y a pas le moindre zéphir, et il s'exhale de la terre des vapeurs brûlantes qui forment une atmosphère dans laquelle on peut à peine respirer et supporter le moindre vêtement. Il succède à cela un vent frais, qui fait baisser le thermomètre à 20 et 18 degrés.

Les corps qui se trouvent alors en dilatation, se resserrent : l'intranspiration, les maux de tête en résultent, et enfin les fièvres inflammatoires et putrides.

A 150 toises d'élévation au-dessus de ces plaines, c'est-à-dire à mi-côte de la montagne, l'on est hors du danger de cette intempérie et l'air y est sain. »

M. Hernoux, ancien ingénieur en chef des ponts-et-chaussées, affirme de son côté, preuves en main, que l'insalubrité de certaines localités de la Corse tient principalement aux courants violents qui règnent dans les vallées à heures fixes, et aux brusques changements de température qu'ils occasionnent.

Ainsi à 10 kilomètres d'Ajaccio, dans la vallée et au Pont de Prunelli, on rencontre des terrains passablement cultivés, bien boisés et sans traces d'eaux stagnantes.

Plusieurs ouvriers ont été employés à des travaux urgents au milieu de l'été 1850. La chaleur était extrême pendant le jour ; les nuits, les matinées surtout étaient froides et humides, la brise de mer se faisait sentir avec force dans cette gorge ; tous ces ouvriers sans exception, après 5 ou 6 jours ont été dangereusement atteints par les fièvres.

Une observation digne de remarque est celle des propriétaires aisés de la Maremme Toscane, qui n'ont jamais eu de fièvre, quoique leur habitation soit entourée de marais et d'étangs.

Ils attribuent cette immunité au soin constant qu'il prennent de rentrer au logis au coucher du soleil, de n'en sortir qu'après son lever, de se placer soir et matin pendant quelques minutes devant un feu flamboyant : de prendre en se levant un verre de liqueur ou de vin.

Dans la journée pourtant ces individus respirent les vapeurs qui s'élèvent de la surface des eaux stagnantes pour gagner les régions supérieures de l'atmosphère : si elles contenaient un principe délétère, l'organisme finirait par en être lésé.

Je ne pense pas devoir tirer des conclusions de cet exposé, peut-être un peu long mais à coup sûr très-instructif. Le problème n'a pas encore reçu de solution complète, mais tels qu'ils sont énumérés ces résultats importants sont de nature à déterminer la véritable voie dans laquelle doivent être poursuivies ces recherches,

---

CHAPITRE III

MODIFICATIONS DU SOL DUES A L'ASSAINISSEMENT GÉNÉRAL

§. I. *Grands travaux d'assainissement, de dessèchement et de drainage.* — § II. *Reboisement.* — § III. *L'Eucalyptus.*

§ I. L'importance de l'étude étiologique que je viens de poursuivre, exige comme complément indispensable l'examen des modifications qui s'opérent dans le sol lui-même, par le concours de tous les moyens qui tendent, en dernière analyse, à son assainissement général.

Les ingénieurs et les médecins sont aujourd'hui unanimes pour reconnaître ces deux grands faits d'observation :

1° Que l'insalubrité, quand elle est le résultat de causes parfaitement appréciables ne résiste pas à la main des hommes bien dirigée par la science hydraulique et hygiénique;

2° Que les travaux d'assainissement qui en résultent, rendent à la terre son ancienne abondance en faisant disparaître l'infection et la mort.

Les exemples abondent en Italie (Maremmes toscanes, lac Fucino[1], en France (Sologne et étangs des Dombes), En Algérie (Stocieli, Bouffarik), en Corse (colonies agricoles pénitentiaires).

Dans l'impossibilité de les passer tous en revue, je me bornerai à rappeler les plus significatifs, mais tous démontreront d'une manière incontestable que l'extension du travail et les encouragements donnés à l'agriculture, ont amené le décroissement considérable des fièvres intermittentes, et les modifications sérieuses et caractéristiques des phénomènes morbides qui en constituent l'essence.

Invoquons d'abord le témoignage du Dr Barzelotti (de Pise), pour les faits relatifs à la Maremme.

« La dépopulation continuait depuis le Moyen-Age jusnotre temps, sous l'influence du mauvais air, lorsque Léopold Ier, avec une intelligence et une munificence sans égale eut entrepris de rendre à toutes ces contrées désolées le bon air et la possibilité de vivre.

Léopold II a recueilli l'héritage et l'a fait si habilement fructifier que, depuis 16 ans, il rend annuellement à la culture 6, 8, 10, jusqu'à 30 lieues carrées. » (Système des colmate imaginé par Fossombroni.)

C'est donc avec orgueil que le grand-duc de Toscane pouvait dire à M. de Lamartine : « *je travaille dans le sens de la nature*, » car les résultats les plus heureux couronnaient ses succès, et dans la province de Grossetto[1], la population qui était en 1814 de 54,000 âmes, arrivait en 1843 à 76,000.

Le dessèchement du lac Fucino, opéré par les soins et

avec les ressources financières du prince Torlonia, a produit des résultats analogues.

Empruntons au Rapport sur le climat d'Alger, de M. Pietra-Santa, le récit historique du magnifique domaine de Staoueli :

« La première année d'exploitation, les trappistes perdirent 8 frères sur 28, et sur les 150 soldats des compagnies de discipline que le Gouvernement avait mis à leur disposition, 47 furent victimes de la fièvre.

« A cette époque, l'ancien camp retranché des Turcs représentait sur sa surface de 1,200 hectares, une vaste solitude semée de ravins, couverte de broussailles serrées de palmiers nains inextricables.

« Aujourd'hui que 45 hectares enclos de murs (3 orangeries, 7 hectares de géranium, 14 hectares de vigne), entourent le monastère ; aujourd'hui que près de 800 hectares de terres défrichées et drainées sont plantés d'arbres de toute nature, ou semés en céréales ; malgré le nombre plus considérables de frères (110), on n'a eu à déplorer dans l'année (1860) qu'un seul décès. »

Les Mémoires de la Médecine militaire française renferment aussi des faits aussi nombreux que significatifs :

Dans les premières années de la colonisation algérienne, les habitants de Bouffarick étaient décimés par les fièvres ; actuellement Bouffarick forme une riche et brillante colonie, un village modèle, entouré de 15 fermes ou exploitations importantes.

Les grandes et les petites cultures sont parfaitement tenues ; de belles et nombreuses plantations abritent la ville contre les vents nuisibles, lui donnent l'aspect le plus riant et contribuent sans contredit à l'amélioration sanitaire du pays ; la population a doublé en 5 ans ; elle s'élevait en 1857 à 6,000 âmes.

On peut multiplier ces exemples. Le Fondouck, Aïn-

Taya, Koléah, Marengo, tous nous prouvent l'extension des travaux de l'agriculture, et des cultures industrielles; l'accroissement de la population, la nécessité de créer de nouveaux centres, partout les progrès de l'acclimatement.

Dans l'ouvrage déjà mentionné du Dr Maurin, *Du Miasme palustre dans les Dombes*, nous trouvons cette déclaration formelle :

« Depuis les travaux de dessèchement entrepris pendant les quinze dernières années dans les étangs de la Dombe, la situation hygiénique de la contrée semble s'être améliorée; la population et les naissances ont augmenté; les décès ont diminué; le taux de la vie moyenne paraît s'être élevé. »

M. le Dr Rousselin, ancien inspecteur des établissements pénitentiaires, après avoir visité à plusieurs reprises les colonies agricoles de Chiavari et Castellucio, dans l'arrondissement d'Ajaccio, de Casabianda sur la côte orientale de l'île (arrondissement de Corte), n'a pas craint de reconnaître l'assainissement progressif et constant de ces établissements que le Gouvernement était sur le point d'abandonner en présence de la mortalité considérable des premiers jours.

M. le Dr H. Conneau avait sagement prévu ces résultats quand il écrivait au sujet du domaine de Casabianda (l'un de ces pénitenciers agricoles), les lignes suivantes :

« Toutefois l'air y est tellement modifié depuis quelques années que des localités qui étaient inhabitables peuvent être actuellement habitées dans la mauvaise saison, car là, où jadis régnaient les fièvres pernicieuses ne règnent plus que les fièvres intermittentes simples qui ne présentent point de gravité ni de danger. »

§ II. — Je ne saurais mieux exposer les questions économiques et hygiéniques qui se rapportent au reboisement des collines, qui environnent où circonscrivent les vallées palustres, qu'en transcrivant ici les notes que j'ai recueillies à Milan même, à propos du quatorzième congrès de l'association nationale des médecins condotti :

La question à l'ordre du jour était ainsi formulée : « Déboisement et bonification des terrains insalubres dans leurs rapports sanitaires.

Le savant rédacteur de la *Gazetta medica di Roma*, le Dr F. Cerasi, dans un langage précis et formel, a commencé par démontrer que la question forestière (dans l'acception du mot, ci-dessus indiquée) est essentiellement du domaine de l'hygiène publique.

Le rapporteur en s'inspirant des recherches et des travaux de Lancisi et de ses élèves, a mis en relief l'influence que la grande végétation et les forêts, exercent sur les conditions climatériques des contrées voisines, tant au point de vue de la température et de l'hygrométrie qu'au point de vue de la composition chimique de l'atmosphère ambiante.

Le culte que les Romains avaient pour leurs forêts séculaires, ajoutait le Dr Cerasi, aurait dû être un enseignement vivant pour leurs descendants.

Mais en présence de ce fait regrettable « la rareté progressive et toujours plus grande des forêts sur toute l'étendue du territoire : il incombe au gouvernement le droit et le devoir de conserver ces précieux agents de salubrité, et d'en augmenter le nombre dans des proportions notables.

Bien aménager les forêts, assainir progressivement par la grande culture des terrains marécageux, voilà bien le programme sanitaire de l'avenir.

C'est avec une satisfaction bien naturelle que j'ai pu assister à cette interressante discussion où sont entrés n lice, les célébrités médicales et hygiénistes de la Péninule.

Le Congrès s'est associé à la pensée du Dr Guido Baccelli, orsqu'il lui a demandé de sanctionner par un vote unanime la promulgation de la loi forestière, et il a adopté avec enthousiasme l'ordre du jour suivant, proposé par les Drs Cerasi, Malachia, de Cristoforis et d'Ancona.

« Le Congrès de Milan, applaudit à la loi forestière votée par le parlement. Il exprime le vœu que le Gouvernement, après avoir reconnu le lien intime qui existe entre la nécessité d'un bon système forestier et la pratique d'une hygiène publique intelligente, se mette promptement à l'œuvre pour obtenir l'assainissement et l'utilisation agricole (*bonificazione*) des terrains insalubres. »

§ III. — Je n'ai point l'intention de traiter ici *ex professo* la question brûlante d'actualité de l'Eucalyptus globulus (gomier de Tasmanie) au point de vue de l'hygiène et de l'assainissement général.

Je me bornerai à rappeler les beaux travaux de MM. Ramel et Cosson, en Algérie ; de M. Régulus Carlotti, en Corse ; l'enquête entreprise par les soins de la Société des sciences physiques naturelles et climatologiques d'Alger ; la communication faite à la Sorbonne (Congrès des sociétés savantes) par mon savant collègue de la Société française d'hygiène, le Dr de Pietra Santa.

L'influence de l'eucalyptus sur la salubrité générale des trois provinces de l'Algérie, a été démontrée dans l'enquête en question par des centaines d'exemples.

Voici les conclusions du rapport :

1° L'Eucalyptus a une influence hygiénique irréfragablement démontrée en Algérie.

2° Partout où il a été cultivé en massifs plus ou moins compacts, les fièvres intermittentes ont largement diminué, en intensité, en fréquence et en gravité ; 3° des terrains marécageux ou incultes ont été ainsi assainis ou transformés au grand bénéfice des intérêts particuliers et de la colonisation algérienne.

Les faits recueillis à Rome, en Corse, dans le midi de la France, ne sont pas moins probants et instructifs.

Il paraît donc acquis à l'observation que l'influence hygiénique de l'eucalyptus s'exerce sur le sol, sur l'air et sur l'eau de deux manières :

1° Par l'action isolée de chaque partie élémentaire de l'arbre (racines, feuilles, tige, écorce, émanations.)

2° Par une action d'ensemble de toutes ces parties, alors surtout que les arbres sont réunis en groupes en massifs ou en forêts.

D'après l'avis conforme de tous les observateurs, l'eucalyptus a un grand rôle à jouer aussi bien en Algérie que dans les contrées palustres ; la santé des émigrants, des ouvriers du sol, comme des habitants des villes doit nécessairement en retirer de prompts et de précieux avantages.

Je terminerai ce paragraphe par deux citations empruntées à MM. (Mueller de Melbourne) et E. Bertherand d'Alger.

« Boiser la partie supérieure des rivières, écrit M. Mueller, ce sera augmenter le débit de leurs eaux et conséquemment les surfaces irrigables.

Lorsque le nord de l'Afrique sera habité comme l'Europe centrale, un quart au moins de tout le pays devra être transformé en forêts, pour augmenter la fréquence des pluies pour tempérer la sécheresse et la chaleur du climat, et fournir en quantité suffisante, le bois nécessaire au chauffage et à l'industrie.

M. le Dr E. Bertherand résume l'influence physique et

sociale d'un arbre à croissance rapide comme l'eucalyptus, par cet axiome incontestable.

BOISER, C'EST ASSAINIR, PEUPLER ET COLONISER!

CHAPITRE IV

HYGIÈNE ET PROPHYLAXIE.

§ I. *Préceptes généraux.* — § II. *Changement d'air.* — III. *Atmosphère marine.*— § IV. *Gymnastique raisonnée.* — § V. *Régime alimentaire.*

§. I. Les développements que j'ai cru devoir donner dans les chapitres qui précèdent, me semblent de nature, malgré leur longueur, à justifier les mesures hygiéniques et prophylactiques que je conseille avec la grande majorité des auteurs.

Il est très-évident que pour bien comprendre la succession des phénomènes morbides, qui constituent l'engorgement consécutif du foie et de la rate, la dyscrasie générale des humeurs, en un mot l'entité nosologique que nous avons appelé l'*anémie palustre*, il était indispensable de déterminer dans leurs moindres accidents et dans leurs moindres détails, les conditions premières qui engendrent la fièvre intermittente, point de départ des lésions organiques successives.

Les considérations et les faits qui, de prime abord, paraissent constituer autant de digressions, deviennent en réalité les éléments indispensables d'appréciation, pour indiquer les meilleurs moyens de combattre face à face la maladie elle-même, à toutes les périodes de sa transformation (invasion première, l'ACCÈS FÉBRILE; altération successive, l'ANÉMIE PALUSTRE).

Les prémisses étant nettement posées, les déductions paraîtront si naturelles, qu'il suffira de quelques indications génériques pour fixer sur ce point important l'état actuel précis de nos connaissances médicales.

Si, dans les Maremmes toscanes les personnes qui se sont assujetties à de sages préceptes hygiéniques, ont pu résister aux atteintes de la fièvre palustre; si, dans la Sologne, de modestes praticiens ont pu exercer leur mission salutaire sans jamais éprouver le moindre frisson, il sera parfaitement logique de conseiller en toute confiance, en toute sûreté, leur exemple et leur manière de vivre.

Pour se prémunir contre la fièvre, il faut :

1° Ne pas sortir avant le lever du soleil, et ne pas stationner dans la plaine, alors qu'elle est inondée par la rosée de la nuit;

2° Prendre avant de quitter le logis un biscuit ou une croûte de pain trempés dans du vin généreux;

3° Rentrer le soir au coucher du soleil, en ayant soin de se couvrir davantage (manteau ou paletot) pour se garantir de l'impression désagréable qu'amène l'abaissement de la température ;

4° En arrivant à la maison, se placer pendant quelques minutes devant un feu de fagots;

5° Se servir constamment de vêtements de laine.

Ecoutons à cet effet la déclaration formelle du Dr Burdel, de Vierzon.

« Pendant un tiers de siècle j'ai parcouru le soir et la nuit les plaines de la Sologne. le bord des étangs, parfois plongé dans un brouillard si épais et si humide, qu'on se serait cru au milieu d'un nuage égaré sur le sol; mais, comme le corps était chaudement enveloppé dans les replis d'un manteau, j'ai pu respirer l'air chargé de tous les miasmes possibles, sans avoir jamais eu la fièvre intermittente, »

Dans ces derniers temps, un jeune médecin français, envoyé en Italie avec une mission du Ministre de l'instruction publique, pour étudier les conditions hygiéniques du pays, n'a pas hésité à formuler la prophylaxie spéciale qu'il préconise contre la fièvre intermittente.

Il recommande aux personnes condamnées à vivre dans les localités fébrigènes :

1° De se couvrir la face pendant la nuit et les heures de danger, afin de tamiser l'air, pour ainsi dire, avant de l'absorber.

2° De ne pas boire d'eau sans qu'elle soit bouillie au préalable, et convenablement filtrée.

Je trouve ces conseils parfaitement insuffisants d'une part, inexécutables de l'autre.

Toutes les heures du jour et de la nuit ayant des inconvénients spéciaux (1), l'on arriverait ainsi à vivre perpétuellement masqué.

J'ai parcouru, à plusieurs reprises, des localités réputées palustres, en ayant soin d'avoir des vêtements chauds, que je mettais ou que j'ôtais à volonté (manteau ou paletot), de n'être pas trop excédé par la fatigue du voyage, de lester mon estomac avec des aliments et des boissons toniques; de ne pas me trouver en marche avant le lever du soleil ou au moment de son coucher.

Pour ce qui concerne l'eau de boisson, je ne crois pas à la nécessité absolue de la faire bouillir et de la faire filtrer.

(1) « Les matinées sont dangereuses, la chaleur est dangereuse, dangereuses enfin sont les soirées et la nuit. » (Dr Burdel).

A moins de vivre de la vie du bûcheron, obligé parfois de boire l'eau des mares de la forêt, il est facile de retrouver, même dans les localités les plus malsaines, des eaux potables de bonne qualité.

L'eau par elle-même ne donne pas la fièvre ; ce qui est important c'est de ne pas boire avidement, trop abondamment, trop frais, surtout lorsque le corps est dans un certain état de moiteur.

Du reste, je dois convenir que dans mes excursions, j'ai constamment fait plus d'usage de vin que d'eau, parce que la lecture de l'excellent travail de M. Burdel : *le Vin dans la Sologne*, m'avait inculqué dans l'esprit les résultats de ses patientes observations.

Voici deux paragraphes de cette utile et instructive brochure :

« Il est constant que pour les populations des pays palustres, le vin est, après l'assainissement opéré par les progrès agricoles, le complément et en quelque sorte le remède héroïque propre à combattre et à éteindre l'action tellurique de ces contrées. »

Après avoir indiqué les moyens pratiques de pousser à la plantation de la vigne, l'auteur donne en ces termes la formule hygiénique de cette réforme.

« Lorsque cet impérieux besoin de boire du vin, qui déjà se fait sentir, sera entré dans les habitudes des ouvriers, les propriétaires verront combien il est utile de planter de la vigne; c'est alors qu'en la voyant s'étendre et se propager, nous verrons s'éteindre l'endémie palustre; les fièvres ne seront plus qu'accidentelles et la population de la Sologne, qui déjà se relève et se régénère deviendra l'égale des pays d'alentour. »

§ II. — Lorsque l'anémie palustre commence à se caractériser, les moyens préventifs que je viens de passer en revue (et qui s'appliquent d'une manière plus directe aux accès fébriles, à la fièvre elle-même) se trouvent très-insuffisants.

A ce moment il convient de mettre en œuvre d'autres agents ou éléments prophylactiques : A, le changement d'air, B, le séjour des collines boisées; C, l'atmosphère maritime; D, la gymnastique dite raisonnée.

A. La formule de Rochoux me paraît résumer parfaitement l'intervention salutaire du changement d'air.

« De tous les modificateurs dont l'homme puisse éprouver les effets, le climat est sans contredit le plus puissant. »

D'autre part, s'il est un axiome climatologique démontrée par les études récentes, c'est que :

« La maladie guérit difficilement dans les milieux où elle a pris naissance. »

B. Le séjour des collines boisées, convient par les modifications qui s'opèrent dans l'atmosphère ambiante de ces collines mêmes, d'une part par les conditions barométriques, thermométriques et hygrométriques, de l'autre par les changements que subit l'air dans ses éléments constitutifs. Les proportions d'oxygène sont diminuées; celles de l'ozone (oxygène à un état particulier d'électrisation sont au contraire augmentées.

N'oublions pas de noter les émanations aromatiques qui s'exalent soit des plantes aromatiques, soit des arbres et des essences de haute futaie.

§ III. — C. L'influence de l'atmosphère maritime, en semblables occurences, est tellement démontrée, qu'il serait suberflu de consacrer d'amples détails à ce sujet.

J'aime mieux invoquer le témoignage de Monsieur tout le monde, alors surtout qu'il prend pour interprète un écrivain du nom de Michelet.

« La puissance tonique, la salubre tonicité qui rassure tout être vivant, elle est triplement dans la Mer. Elle l'a répandue dans ces eaux iodées à la surface, elle l'a dans son varech qui s'en imprégne incessamment ; elle l'a toute animalisée dans sa plus féconde tribu les Gaves (Vulgò morues). »

§ IV. — D. La gymnastique, que j'appellerai raisonnée par les considérations qui ressortent de ce paragraphe même, doit être prise en sérieuse considération dans le traitement prophylactique de l'anémie palustre.

La gymnastique, comme je l'entends, est à la portée de toutes les conditions sociales, car elle n'exige ni instruments compliqués, ni appareils coûteux.

Je conseille en effet, non pas des exercices de trapèze, de voltige, de parallèles, de cheval de bois, exercices qui retrouvent leur utilité et leur raison d'être à des périodes déterminées de l'existence, mais une gymnastique de chambre qui permet à chacun de faire chez soi des exercices d'une façon utile et raisonnée.

Une simple canne suffit pour obtenir une série de mouvements combinés, qui ont pour but immédiat de renforcer et de développer les muscles qui président à la dilatation de la cage thoracique. L'agrandissement de la surface ou capacité pulmonaire, dans toutes ses directions, favorise au plus haut degré l'hématose générale (Oxygénation plus complète, circulation capillaire plus active).

Le seul point essentiel dans ces pratiques gymnastiques, c'est de les diriger avec prudence et avec discernement de manière à les mettre constamment en rapport avec les forces, et les aptitudes des malades ou pour mieux dire des valétudinaires.

Suivre une marche graduée, en évitant toute fatigue exagérée voilà la première condition du succès.

Pour ce qui concerne le régime alimentaire, proprement dit des anémiques par cause palustre, on peut dire d'une manière générale, qu'il doit être tonique et reconfortant en s'inspirant sans cesse de ces sages préceptes :

Pratiquer un système d'alimentation hygiénique, en l'observant avec intelligence en le suivant avec discernement. Maintenir une certaine sobriété toujours en rapport d'une part avec les modalités constitutionnelles de l'individu, d'autre part avec ses habitudes et ses aptitudes.

Faire généralement des repas petits mais répétés, à l'effet d'utiliser la puissance digestive tout en évitant la fatigue qu'elle met en jeu. Se préoccuper de la préparation culinaire des aliments de manière à ménager, dans les plus fortes proportions possible, leur substance nutritive. Ne jamais perdre de vue que la nourriture la plus saine et la plus profitable exige de toute nécessité, un mélange équitable de substances animales et de substances végétales.

CHAPITRE V

THÉRAPEUTIQUE

§ 1. Fer. (*Préparations diverses. Eaux minérales.*)
§ 2. *Hydrothérapie.*

Si je devais faire ici la simple énumération des agents thérapeutiques, qui, à toutes les époques de l'histoire et dans toutes les écoles, ont été conseillés ou préconisés pour le traitement de l'anémie en général, et de l'anémie palustre en particulier, je dépasserais incontestablement les limites d'une simple brochure.

Dans ce chapitre, comme dans les précédents, il m'a semblé qu'il valait mieux se montrer homme pratique qu'écrivain érudit, et fidèle à cette détermination je signalerai uniquement, les facteurs thérapeutiques, qui ne donnent lieu à aucune controverse sérieuse, et qui ont obtenu de tout temps le *consensus omnium*, à savoir : A, les préparations martiales ; B, l'hydrothérapie ; C, la médication tonique et reconfortante.

A. Je commence donc par poser en principe, que la médication martiale est une des plus rationnelles de la thérapeutique de tous les siècles, et que le *fer* est le spécifique le moins incontesté de l'anémie et de la chlorose, comme le sulfate de quinine est le spécifique de la fièvre intermittente, comme le mercure est le spécifique des affections syphilitiques.

L'usage médical du fer, sous la forme de rouille dissoute dans l'eau ou dans le vin, remonte à la plus haute antiquité.

Nous le trouvons en grande vénération chez les Arabes, qui le conseillaient d'une manière empirique, mais son emploi n'a reçu une véritable extension scientifique que lorsque l'illustre Sydenham l'eut préconisé précisément dans la chlorose.

Une découverte d'une portée considérable s'était produite vers cette époque ; le fer avait été retrouvé dans le sang humain.

Cette découverte, très-justement attribuée à des médecins de Bologne et de Venise, devait avoir pour résultat immédiat de transformer l'emploi du fer jusque-là empirique, en une thérapeutique rationnelle. Comme j'ai rappelé au chapitre I, que dans la chlorose les globules sanguins diminuent en nombre, il s'en suit très-logiquement, que cette diminution doit entraîner un abaissement du chiffre de fer contenu dans le sang. (1)

L'étude physiologique du fer conduit à le ranger parmi les modificateurs les plus puissants de l'hématose, puisqu'il augmente le nombre des globules rouges ou hématies, ce qui en fait ainsi, d'après Pereira, un hématogène par excellence.

Je ne crois pas opportun de discuter présentement les diverses théories, imaginées par les auteurs, pour rendre compte de l'action du fer, et je me borne à signaler celles qui sont les plus généralement admises :

Trousseau considère le fer « comme un médicament qui agit surtout en excitant la sécrétion du suc gastrique, en favorisant ainsi les processus d'assimilation. » M. Dujardin-Beaumetz se rapproche beaucoup de cette manière de voir quand il écrit :

« Les préparations ferrugineuses peuvent agir dans la chlorose, non pas en remplaçant le fer qui a disparu, mais en stimulant les fonctions du tube digestif, et en favorisant les phénomènes de nutrition et d'assimilation. »

Je me rallie, plus volontiers, à l'opinion de ceux qui professent que :

« La propriété essentielle des ferrugineux est de contribuer d'une manière efficace à la reconstruction des globules rouges, par conséquent d'activer d'une manière se-

(1) D'après les belles recherches de M. Boussingault, les globules renfermeraient par 100 grammes :

Fer métallique	0,1350
Albumine	0,0863
Fibrine	0,0466

La quantité totale du sang par rapport au poids du corps est en moyenne dans la proportion :: 1 : 12 ou 13.

En sorte que chez une jeune fille du poids de 60 kil., la quantité du sang variant entre 4 et 5 kil, ce liquide contiendrait + 0,5003 de fer pour 1,000, soit 2 gr. à 2 gr. 50 de fer.

condaire des phénomènes de la nutrition, en stimulant les agents directs des oxydations organiques. »

Les récentes et belles recherches de M. Hayem donnent à cette théorie une éclatante sanction.

« En résumé, écrit l'auteur, introduit dans l'organisme le fer, qui constitue une des parties principales de l'hémoglobine, semble solliciter les globules à se charger d'une quantité plus grande de matière colorante, et cette action se produit non-seulement dans les anémies curables, mais même dans les cachéxies, alors que l'organisme étant épuisé, la production des globules rouges est presque complètement entravée. »

Loin de moi la pensée téméraire de donner la liste interminable des préparations ferrugineuses (simples, associées, combinées), qui figurent dans les formulaires, ou qui s'étalent sur les rayons des principales pharmacies ; il me suffit d'énumérer brièvement d'une part : les inconvénients que les praticiens les plus autorisés reconnaissent à un grand nombre des préparations employées d'ordinaire ; d'autre part, les conditions du problème pharmaceutique à résoudre pour avoir un produit irréprochable.

Les inconvénients peuvent se résumer ainsi :

Phénomènes gastralgiques, irritation intestinale, constipation plus ou moins opiniâtre, coloration habituelle des dents.

Par conséquent, le médicament ferrugineux type doit :

Ne pas déterminer de malaise gastralgique et d'irritation intestinale, n'avoir ni odeur nauséeuse, ni saveur styptique et atramentaire, ne pas amener de symptôme de constipation, ne pas noircir les dents, se mélanger facilement à tout liquide (eau, vin, liqueur), posséder une grande puissance d'absorption et d'assimilation.

Maintenant, si comme le professe notre illustre chimiste Henry Sainte-Claire-Deville, les acides organiques sont les plus aptes à produire une assimilation prompte et complète des divers sels ferriques; il devient indispensable de ramener l'agent thérapeutique, en question, aux conditions qui se rapprochent le plus de la nature.

Ces considérations me conduisent à déclarer que les eaux minérales ferrugineuses peuvent être un bon auxiliaire dans la médication martiale.

J'ajoute que le royaume d'Italie me paraît de ce fait aussi bien partagée que la France, et pour ne pas nommer toutes les sources ferrugineuses de la Péninsule ; je me borne à citer les plus célèbres, celles de Recoaro

§ II. B. Les procédés hydrothérapiques, dans le traitement de l'anémie palustre, peuvent se justifier par des exigences générales de bonne hygiène, et par des exigences spéciales ressortant de l'affection elle-même.

La régularité des fonctions de la peau, très-essentielle pour l'homme qui se porte bien, le devient plus encore pour le valétudinaire et le malade.

C'est, en réalité, au système cutané que s'adressait l'école de Cos pour solliciter les fonctions allanguies, activer les circulations capillaires, régulariser les phénomènes d'innervation,

Les principaux moyens mis à notre portée journalière pour agir sur la peau sont, après l'exercice par le travail corporel et la gymnastique, les bains, les frictions, le massage, l'hydrothérapie.

Si cette dernière agit favorablement pour maintenir la santé dans ces conditions normales, elle acquiert une importance caractéristique, alors qu'il s'agit, comme dans l'affection qui nous occupe, de ranimer les fonctions en souffrance : la sensibilité tactile, la calorification, l'énergie musculaire.

Dans cet ordre d'idées je me range de l'avis des praticiens qui regardent l'hydrothérapie comme la méthode thérapeutique par excellence pour vaincre l'état valétudinaire, et les dispositions organiques et générales qui sont sous la dépendance d'une atonie essentielle.

J'ajoute immédiatement que ces procédés (lotions, ablutions, douches en pluie et en jet, drap mouillé, douche écossaise, etc.) exigent aussi la direction et la surveillance continue de l'homme de l'art, qu'ils exigent de toute nécessité les ménagements, les précautions, la graduation, afin d'obtenir à chaque étape de son emploi une réaction suffisante et soutenue.

§ III. C. Sous ce titre de médication tonique et reconfortante, je comprends les agents thérapeutiques classés par Rabuteau : 1° dans le groupes des réparateurs ou analeptiques (huile de foie de morue, lait. matières albuminoïdes);

2° Dans le groupe des eupeptiques (pepsine, amers aromatiques);

3° Dans celui des modificateurs de l'innervation et de la myotilité ou névro-musculaires (quinquinas et leurs alcaloïdes, quinine, cinchonine, quinidine, etc., etc.).

Les diverses préparations de quinquina doivent jouer un rôle prépondérant dans le traitement de l'anémie palustre, toutefois il faut tenir compte des susceptibilités individuelles des malades, car la plupart ne sont pas longtemps tolérées. Il importe de n'en continuer l'usage qu'en les associant aux agents modificateurs dont j'ai parlé plus haut.

Les extraits de quinquina sont plus spécialement indiqués dans les cas d'engorgements spléniques, alors que les fonctions digestives ne sont pas trop sérieusement troublées

Les alcaloïdes de quinquina (sulfate de quinine ou de cinchonine) seront employés de préférence lorsque l'on se trouvera en présence d'accidents névralgiques à forme plus ou moins périodique.

Le valérianate de quinine, (découvert à Florence par le prince Louis-Lucien Bonaparte, et largement expérimenté dans les salles de clinique interne de Santa-Maria-Nuova, sous le contrôle de l'illustre et toujours très-regretté professeur M. Bufalini), s'est montré très-efficace dans tous les cas particuliers de fièvres à périodes indéterminées, compliquées d'une altération manifeste de la crase sanguine.

Le tannate de quinine, préparé pour la première fois par Barreswill, malgré son peu de solubilité, peut néanmoins trouver des applications efficaces, alors que dominent les phénomènes de faiblesse générale allant jusqu'à la transpiration exagérée et aux sueurs nocturnes.

Comme cette préparation ne produit jamais d'ivresse quinique, il est d'une administration précieuse dans certaines manifestations névrosiques.

Le problème des succédanés de la quinine se trouvant constamment, et à juste titre, à l'ordre du jour de l'observation clinique, dans une contrée où domine la fièvre intermittente, avec la cohorte de ses accidents morbides successifs, l'attention des praticiens s'est dirigée de tout temps vers cette direction.

Le Dr J. Badaloni de San Leo préconise le sulfate de berbérine, parce qu'il possède une action éminemment réductible de l'engorgement splénique, apanage constant de l'anémie palustre.

Plusieurs cas de guérison ont conduit M. Badaloni à affirmer que le sulfate de berbérine est capable de faire rentrer dans leurs limites normales les plus vieux engorgements de la rate, et de dompter les fièvres intermittentes les plus rebelles aux préparations de quinquina.

Les recherches du professeur Giovanni Polli de Milan sur les maladies par ferment morbifique et sur leur traitement, les sulfites alcalins et terreux (médication sulfitée) ont suscité sur les points les plus reculés de la Péninsule des expérimentations sérieuses.

C'est dans l'une des provinces les plus malsaines de la Lombardie (communes de Locate-Triulzi, Pieve Emmanuele et Opera) que le Dr Mazzolini a étudié la valeur comparative du sulfate de quinine et des sulfites alcalins.

Je dois préalablement rappeler comment l'Ecole italienne caractérise le *modus agendi* de ces deux catégories de médications.

Pour la majorité des médecins, le sulfate de quinine possède :

1° Une influence sur le système nerveux et le système vasculaire artériel de nature hyposthénisante ;

2° Une influence antifermentative mise en lumière par les expériences du savant chimiste Carlo Pavesi.

Les sulfites de magnésie et de soude n'exercent aucune influence sur les systèmes nerveux et vasculaires, mais ils possèdent le pouvoir de mettre les éléments du sang et des organes qui en dépendent à l'abri des atteintes de décomposition qu'amènent les ferments.

Voici du reste comment le Dr Mazzolini résume les conclusions de ses recherches cliniques (403 cas traités par les sulfites alcalins et 184 par le sulfate de quinine).

« En général, les sulfites n'opèrent pas une guérison brillante et immédiate comme les préparations quiniques. La fièvre n'est pas coupée tout de suite après la première dose du médicament : le fébricitant subit encore deux accès à intensité décroissante avec modification de leurs stades (froid moins prononcé ; chaleur moins ardente, sueurs moins profuses). Par contre on peut les administrer sans inconvénients dans les cas d'éréthisme nerveux, d'irritation gastro-intestinale, de fièvres typhoïdes ou puerpérales.

« La subtitution du traitement par les sulfites alcalins au traitement par le sulfate de quinine, dans tous les cas ou ce dernier agent n'est pas impérieusement réclamé par l'imminence des accès pernicieux, doit, au bout de quelques années améliorer la constitution des individus qui habitent les contrées à malaria.

« La nouvelle médication augmentera leur résistance vitale, les aguerrira contre l'influence palustre, et diminuera ainsi le nombre des faibles, des valétudinaires et des cachectiques. »

Si cet avenir pouvait se réaliser d'une manière aussi complète et aussi évidente, les noms des docteurs Polli et Mazzolini devraient figurer honorablement sur la liste des bienfaiteurs de l'humanité souffrante !

Les doutes, les hésitations, les craintes même de quelques honorables praticiens n'ont pas suffi pour enlever à l'arsenic administré à l'état d'acide arsénieux, sous forme de granules de Dioscoride (1 à 2 milligrammes) ou sous forme de solution de Fowler, la valeur réelle qu'il présente au point de vue thérapeutique.

L'arsenic est en réalité un agent actif contre l'alanguissement des fonctions de nutrition et d'assimilation, alors surtout que celles-ci sont sous la dépendance d'un état de nervosisme accentué.

Dans son administration, si quelques auteurs ont invoqué son action analeptique indirecte pour prévenir les premières manifestations de l'anémie palustre, d'autres en plus grand nombre se sont surtout prévalus de son action tonique et fébrifuge, alors surtout que l'anémie atteignait sa période d'état.

Quoiqu'il en soit de ces appréciations diverses, n'oublions pas que nos médecins militaires de l'Algérie ont enregistré de nombreux cas de guérison, d'accidents palustres parfaitement déterminés, et nettement accentués par l'emploi de l'arsenic, sous les formes que j'ai indiquées plus haut, ne perdons pas de vue non plus que, dans cette circonstance, comme toujours, la phase de l'empirisme a précédé celle de l'expérimentation physiologique et de l'observation clinique.

Personne n'ignore aujourd'hui que les paysans du Tyrol et de la Styrie (appelés communément des arsénicophages) font un usage journalier de l'arsenic, pour obtenir un air frais, une coloration plus animée du teint, un embonpoint très-recherché dans le beau sexe, finalement une respiration plus facile et plus soutenue pour les ascensions des montagnes et les chasses au chamois.

CHAPITRE VI.

PROPHYLAXIE SOCIALE.

Je croirais manquer, en grande partie, le but que je me suis proposé en coordonnant ces recherches et ces études sur l'impaludisme, sujet aussi palpitant d'intérêt pour les populations de la Péninsule, que peut l'être l'autre fléau national la Pellagre, si je ne venais présenter dans un dernier chapitre quelques considérations générales sur l'intervention directe de l'hygiène sociale dans ses représentations les plus élevées, la Science, l'Administration et l'Etat...

Au fur et à mesure de l'exposition de mon programme, j'ai signalé les efforts incessants faits par la science à tous les degrés de son activité, et de ses subdivisions pour déterminer la nature du mal, pour en constater les limites, pour indiquer les moyens de circonscrire sa propagation, pour lui opposer enfin une barrière infranchissable.

Je crois avoir fait connaître, dans les mêmes conditions d'exactitude, les étapes parcourues par la réalité et celles que doit parcourir encore l'espérance dans un avenir meilleur!

Parmi les facteurs primordiaux de cet avenir se placent en première ligne, A les médecins, B les sociétés savantes, C les congrès, L les associations sanitaires.

A, Depuis longtemps l'Italie possède des médecins *condotti*, c'est-à-dire, attachés à une localité donnée, dépendants de l'autorité du municipe qui fixe le traitement de l'homme de l'art, détermine ses attributions, énumère ses obligations, impose enfin les conditions d'admission.

Les médecins *condotti* remplacent de nos jours les archiâtres populaires de l'ancienne Rome, rétribués aussi par les municipes et chargés de donner leurs soins aux pauvres et aux indigents.

Afin de mieux faire comprendre l'organisation tutélaire de ce vaste service, j'emprunte encore à mon collègue. M. de Pietra Santa, si expert des choses et des institutions italiennes, une page qu'il a publiée, en 1852, alors qu'il était question de créer en France la médecine cantonale.

« Inféodé à la commune, écrit-il, le médecin Condotto en étudie les besoins, en soutient les intérêts, en défend les prérogatives.

« S'il ne peut diminuer la misère, par des soins hygiéniques et intelligents, il la rend parfois plus supportable. Passant tour à tour de la cabane du pauvre à la maison de l'homme aisé, bien accueilli partout, il met en harmonie les instincts des uns, les préjugés des autres. Relevant la dignité du premier, abaissant l'orgueil du second, il établit ce niveau de sentiment et d'idées, si nécessaire au développement d'une société bien constituée. »

Aujourd'hui les médecins *condotti* se sont réunis en une vaste association, qui tient périodiquement des réunions plénières dans les grandes villes d'Italie, pour étudier les questions qui ressortent des conditions mêmes de leur existence et de leur raison d'être.

B. Les Sociétés savantes aussi nombreuses que les Universités, forment naturellement les centres où viennent aboutir toutes les découvertes, tous les faits nouveaux retrouvés dans les laboratoires, observés dans les cliniques officielles, constatés dans les amphithéâtres d'histologie et d'anatomie pathologique.

C. Les trépidations de cette vie intellectuelle, s'accentuent encore davantage dans les Congrès médicaux (nationaux ou internationaux), qui de longue date se sont acclimatés sur cette terre classique de l'expérimentation.

Le premier Congrès scientifique a été inauguré à Pise (*regnante Leopoldo secundo*), par l'érection de la statue de Galilée dans la cour intérieure de l'Université. Depuis, les Congrès de Gênes, de Florence, de Milan, de Venise, de Rome, de Palerme, etc., ont été l'occasion naturelle de la discussion des problèmes les plus variés et les plus controversés de l'hygiène privée de la médecine et de l'hygiène publique.

D. A l'exemple de l'Angleterre et de la France, les hygiénistes les plus distingués ont jeté les bases d'une grande Association sanitaire sous le nom de SOCIETA ITALIANA D'IGIENE.

Le Gouvernement de l'Italie reconquise a toujours marché dans la voie du progrès, malgré les vicissitudes politiques, malgré les changements incessants de ministères, malgré la parcimonie des ressources financières, malgré les obstacles de l'éternelle routine, l'œuvre de la rénovation générale s'est accentuée de jour en jour.

De notables encouragements ont été donnés, à l'organisation plus libérale, plus indépendante des médecins *condotti*.

Les travaux d'assainissement général se sont multipliés en suivant les préceptes hydrauliques sanctionnés par les heureux résultats des Maremmes Toscanes, et la canalisation du Tibre, cette œuvre gigantesque, montrera aux nouvelles générations, que le Présent s'élevera à la hauteur du Passé.

Le Code forestier a sanctionné les mesures les plus aptes à détruire l'une des causes les plus actives de l'impaludisme, par le reboisement rationnel des collines et des montagnes.

Le Code sanitaire (code que ne possèdent pas encore des nations très-civilisées) a été élaboré par les illustrations médicales et administratives du pays, de manière à donner satisfaction au grand principe du

Salus populi suprema lex esto?

Intimement persuadé que les lois les mieux édictées sont inefficaces, si l'éducation publique des masses n'est pas élevée à une hauteur convenable, le Gouvernement italien vient d'organiser sur les points les plus reculés de la contrée l'Instruction obligatoire !

E pur si muove, et pourtant la terre tourne, s'écriait Galilée sur le seuil même du tribunal de l'Inquisition qui avait flétri ses doctrines et brûlé ses écrits.

E pur cammina, et pourtant elle marche ! la jeune Italie, peut-on dire aux sceptiques, aux incrédules, aux indifférents. Elle marche, elle progresse pour reprendre sa place séculaire à l'avant-garde de la Civilisation !!!

FIN.

Paris. — Typ. A. PARENT, rue Monsieur-le-Prince, 29-31

394

www.ingramcontent.com/pod-product-compliance
Ingram Content Group UK Ltd.
Pitfield, Milton Keynes, MK11 3LW, UK
UKHW032006260826
14628UKWH00005B/2301

9 782013 080330